BAJAR

DE PESO

DRA. ROMIN

BAJAR DE PESO

CONOZCA

SU PROPIO

CUERPO

PARA ELEGIR

LA DIETA

CORRECTA

PÁGINA 3

Dra. Romín
    Bajar de peso. - 1a ed. - Buenos Aires : Dos Tintas

    1. Superación Personal. I. Título

Este libro es informativo. Ante cualquier duda consulte a su médico.

ÍNDICE

INTRODUCCIÓN

El mundo moderno y la importancia que adquiere ante la sociedad el aspecto físico han colocado a las dietas para adelgazar en el centro de la escena.

Esa necesidad por bajar de peso de cualquier forma lleva a muchas personas a caer en graves trastornos o a provocar altas y bajas en la balanza que terminan produciendo desórdenes más graves.

Si usted tiene algunos kilos de más, posiblemente haya intentado bajar de peso acudiendo a "tratamientos mágicos" que no le dieron resultado.

Existen decenas de dietas, de todo tipo y forma, que prometen ayudarnos a bajar de peso. Si bien es cierto que con muchas de ellas lograremos reducir algunos kilos, es necesario comprender que si no llevamos a cabo un estricto cambio de vida, eliminando los hábitos alimentarios nocivos y adoptando costumbres saludables, nunca lograremos un peso adecuado.

Conocer nuestro cuerpo para seleccionar la dieta correcta es fundamental para vernos saludables y estar cómodos con nosotros mismos, con la balanza y con un perfecto estado de salud.

Muchas personas no le dan al inicio de una dieta la trascendencia que tiene. Pero es esencial que ese paso sea recomendado y controlado por un especialista que nos asesore sobre qué debemos ingerir, cómo y cuál es el peso al que debemos llegar.

Bajar de peso, además de ver cómo se achica el talle de ropa, es conocer nuestra contextura, nuestra altura; saber qué peso es el adecuado para nuestro cuerpo, descubrir qué nutrientes debemos aumentar y qué alimentos debemos evitar; encontrar una actividad deportiva que nos ayude a adelgazar tonificando los diferentes grupos musculares, etcétera.

En esta obra encontrará todo lo necesario para que el esfuerzo que demanda ponerse a dieta, no sea en vano y para conocer distintas alternativas de menués y dietas que podremos emplear según nuestras necesidades y los consejos del nutricionista.

CAPÍTULO 1

ENTENDER EL CUERPO Y CONOCER LO QUE COMEMOS

ENTENDER EL CUERPO Y CONOCER LO QUE COMEMOS

En un mundo dominado por la imagen y la superficialidad, en el cual las personas son juzgadas por sus bienes materiales y por su aspecto, la apariencia física se ha convertido en un objetivo impostergable para muchos individuos. Entonces se confunde el sobrepeso real y peligroso (que puede derivar en la obesidad o en otras alteraciones de la alimentación), con el estereotipo de belleza que las sociedades les imponen a hombres y mujeres.

En la búsqueda de tener el cuerpo que las revistas y los canales de televisión pretenden instaurar como "perfectos", muchos adolescentes, jóvenes y adultos caen en dietas imposibles sin control médico, en prácticas deportivas desmesuradas y en sacrificios absurdos que no logran colocar la balanza en el número que se desea.

En cuestión de "bajar de peso" es necesario saber que:

• Según nuestra talla, altura y edad tendremos un peso estándar.

• Que de acuerdo con nuestra edad y peso tendremos un determinado consumo calórico diario.

• Que las dietas mágicas no existen.

• Que podemos bajar de peso recurriendo al régimen adecuado, pero que si no cambiamos nuestro estilo de vida bajaremos kilos y los volveremos a subir.

• Que es fundamental realizar alguna práctica deportiva como rutina para tonificar nuestro cuerpo y bajar de peso sin perder masa muscular.

• Que es fundamental visitar al nutricionista o al médico especialista para que nos asesore sobre el régimen alimentario que necesita nuestro organismo.

CUADRO 1:

MUJERES

Altura	mín/máx chica	mín/máx mediana	mín/máx grande
1,42	41-44	43-48	47-51
1,45	43-46	45-50	49-53
1,47	44-47	46-51	50-54
1,50	46-49	48-53	52-56
1,52	47-50	49-54	53-58
1,55	49-52	51-56	55-60
1,57	50-53	52-57	56-62
1,60	52-55	54-59	57-64
1,62	54-57	56-61	60-66
1,65	56-59	58-63	62-68
1,67	57-60	59-64	63-70
1,70	59-62	61-66	65-72
1,72	61-63	63-68	67-74
1,75	63-65	65-70	69-77
1,77	64-67	66-72	71-78
1,80	66-69	68-74	73-81

CUADRO 2:

HOMBRES

Altura	mín/máx chica	mín/máx mediana	mín/máx grande
1,55	49-54	53-58	56-60
1,57	50-55	54-60	58-62
1,60	53-57	56-62	61-64
1,62	54-58	57-63	62-66
1,65	56-60	59-65	64-68
1,67	57-61	60-66	65-70
1,70	59-63	62-68	67-72
1,72	61-65	64-70	69-74
1,75	63-67	66-72	71-77
1,77	64-69	68-74	73-78
1,80	66-71	70-76	75-81
1,82	69-73	72-78	77-83
1,85	70-74	73-79	78-85
1,87	72-76	75-81	80-87
1,90	74-78	77-83	82-90
1,92	75-80	79-85	84-92

CUADRO 3:

CATEGORÍA	EDAD	PESO	ALTURA	CALORÍAS DIARIAS	
BEBES	**años**	**kg**	**cm**	**kcal/kg**	
	0.0-0.5	6	60	108	650
	0.5-1.0	9	71	98	850
CHICOS					
	1-3	13	90	102	1300
	4-6	20	112	90	1800
	7-10	28	132	70	2000
HOMBRES					
	11-14	45	157	55	2500
	15-18	66	176	45	3000
	19-24	72	177	40	2900
	25-50	79	176	37	2900
	51+	77	173	30	2300
MUJERES					
	11-14	46	157	47	2200
	15-18	55	163	40	2200
	19-24	58	164	38	2200
	25-50	63	163	36	2200
	51+	65	160	30	1900
EMBARAZO	2 y 3 trimestre				+300
LACTANCIA					+500

Para llevar a cabo una vida saludable es necesario:

• Comer con moderación e incluir alimentos variados en cada comida.

• Consumir todos los días leche, yogures o quesos. Es necesario en todas las edades.

• Comer diariamente frutas y verduras de todo tipo y color.

• Comer una amplia variedad de carnes rojas y blancas retirando la grasa visible.

• Preparar las comidas con aceite preferentemente crudo y evitar la grasa para cocinar.

• Disminuir el consumo de azúcar y sal.

• Consumir variedad de panes, cereales, pastas, harinas, féculas y legumbres.

• Disminuir el consumo de bebidas alcohólicas y evitarlo en niños, adolescentes, embarazadas y madres lactantes.

• Tomar abundante cantidad de agua potable durante todo el día.

• Aprovechar el momento de las comidas para el encuentro y el diálogo con otros.

Por otra parte, una dieta balanceada debe tener:

• 50 al 60% del valor calórico total proveniente de carbohidratos simples: azúcar, cereales y bananas.

• 12 al 15% de proteínas.

• 25 al 30% de grasas con una distribución de:

• 10% de grasas saturadas, es decir de tipo animal que han sufrido algún proceso de industrialización, como la mantequilla.

• 10% de monosaturadas, como los cereales.

• 10% de polisaturadas como el girasol, la soya, el maíz.

• Un adecuado consumo de fibra.

• 6 gramos de sodio (sal) que de manera preferible se debe reemplazar por condimentos naturales como el orégano, tomillo, laurel, etcétera.

• 6 a 8 porciones diarias de frutas.

• Consumir una o dos veces a la semana carne blanca, una vez roja y el resto cereales.

CAPÍTULO 2

TIPOS DE DIETAS

TIPOS DE DIETAS

De acuerdo con todo lo que hemos venido describiendo, es fundamental saber que si llevamos una vida saludable, si ingerimos alimentos adecuados y si practicamos diariamente alguna actividad física (alcanza con caminar o andar un rato en bicicleta) no dependeremos de dietas milagrosas para bajar de peso.

A continuación, veremos algunas dietas y menúes que sirven para determinadas necesidades: bajar la ingesta de carbohidratos, disminuir las grasas, reducir lo que comemos, depurar nuestro organismo o desintoxicarnos luego de un período de mala alimentación.

Igualmente reiteramos que sólo un especialista puede asesorarnos sobre las necesidades calóricas que requiere nuestro organismo.

DIETA PARA BAJAR EL CONSUMO DE HIDRATOS DE CARBONO

MENÚ 1

Desayuno

- 1 rodaja de pan integral
- 1 pomelo

Almuerzo

- 1 porción de carne blanca con tomates asados

Merienda

- 1 zanahoria
- 1 jugo de frutas

Cena

- 1 porción de pescados y mariscos
- 1 rodaja de pan
- 1 pomelo

Desayuno

- 2 huevos revueltos con una salchicha y un tomate

Almuerzo

- 1 ensalada de lechuga y tomate
- 1 porción de pan con un filete de pollo o pavo

Merienda

- 2 zanahorias

Cena

- Costillitas de cerdo con vegetales
- 1 taza de frutillas

DIETA PARA REDUCIR EL TAMAÑO DE LO QUE COMEMOS

Desayuno

- 1/2 taza de frutillas
- 1 pan integral del tamaño de un puño

Almuerzo

- 1 taza de frutas con queso blanco

Merienda

- 1 barra de cereales

Cena

- 1 porción de pastas rellenas de verdura

Desayuno

- 1 yogur con cereales
- 1 fruta

Almuerzo

- 1 ensalada pequeña de pollo troceado, jamón y queso
- 1 pan integral del tamaño de un puño
- 1 porción de melón

Merienda

- 1 sándwich de queso

Cena

- 1 porción de pescado asado
- 1 ensalada de cebollas
- 1 yogur descremado

DIETA BAJA EN GRASA Y ALTA EN HIDRATOS DE CARBONO

Desayuno

- 1 taza de leche descremada con avena
- 1 banana y 100 gr de arándanos

Almuerzo

- 1 porción de pollo hervido
- 1 ensalada de verduras verdes

Merienda

- 1 porción de cereal horneado

Cena

- Arroz integral con verduras
- 1 ensalada de tomate con pepino
- 3 rodajas de ananá

Desayuno

- 1 jugo exprimido y colado de naranja
- 1 yogur con cereal

Almuerzo

- Ensalada de papas hervidas, garbanzos y brócoli
- Vegetales verdes
- 1 rodaja de tofú
- 1 manzana

Merienda

- 2 frutas

Cena

- 1 rodaja de pan con tomate
- 1 porción de pastas con tomate
- 1 durazno

Desayuno

- 1 jugo de frutas
- 1 taza de cereales

Almuerzo

- 1 sándwich de pan integral con queso y verduras
- 1 manzana

Merienda

- 2 barras de cereales

Cena

- 1 ensalada verde
- 1 fruta con 1 yogur descremado

DIETA DISOCIADA DE 3 DÍAS

Esta dieta aporta 3 menués básicos que puede intercambiarse unos con otros para variar la alimentación, pero que deben respetarse los platos sugeridos para cada desayuno, almuerzo, merienda y cena.

MENÚ 1

Desayuno

- 2 tostadas de pan integral (puede añadirse queso untable o mermelada light)
- Yogur descremado

Almuerzo

- Tallarines al fileto
- 1 ensalada de zanahorias ralladas

Merienda

- Un licuado de banana con leche descremada

Cena

- 1 bife de carne vacuna desgrasada a la plancha
- 1 ensalada de apio, lechuga y medio morrón

Desayuno

- Una taza de té
- Dos tostadas de pan de salvado untadas con mermelada diet

Almuerzo

- 1 ensalada de atún, espinaca cruda, hinojo y pepino
- Suflé de calabaza pequeño (elaborado con dos claras de huevo y puré de calabaza)

Merienda

- 1 yogur frutal descremado

Cena

- Pescado al horno
- Champiñones al horno, con un chorrito de aceite de oliva extravirgen

Desayuno

- Un yogur descremado
- 10 nueces
- 1 jugo de verduras

Almuerzo

- Salmón a la plancha o grillado; condimentado con ajo, perejil y aceite de oliva extravirgen
- Suflé de acelga y calabaza; elaborado con dos claras batidas, espinaca pisada y acelga hervida. Colocarlo en un molde y llevarlo a horno mínimo

Merienda

- Macedonia de frutas

Cena

- 1 porción de pollo
- Ensalada de verduras a su gusto. Condiméntela con aceite de oliva extravirgen, aceto o vinagre y en caso de no ser hipertenso, sal.

DIETA DEL EQUILIBRIO

Esta dieta aporta un consumo diario de 1600 calorías, bastante alto, basado en controlar el número de calorías ingeridas y en un buen aporte de glúcidos (harina, cereales, legumbres, frutas, arroz y pan) que se caracterizan porque tienen un alto poder saciante; permite comer casi de todo, aunque limitando las cantidades, así como el consumo de azúcar y grasas. Por su heterogeneidad, es una dieta que pueden seguir todas las personas.

Para obtener resultados debemos perseverar en ella por lo menos un mes. No es recomendable seguirla sin interrupciones por más de seis meses. Inicialmente, pueden perderse de 3 a 4 kilos por mes.

Desayuno

• Café con leche descremada, tres rebanadas de pan de salvado (tostado o no, depende del gusto), 10 gr de mantequilla, un jugo de naranja recién exprimido, o

• Un vaso de leche descremada con cacao en polvo, una media-luna o croissant y una manzana.

Almuerzo

• Una ensalada (una taza, aderezada con jugo de limón), una porción de carne, pescado o huevos, acompañados de cuatro papas chicas, o

• De seis a ocho cucharadas soperas de arroz, legumbres o pasta; queso blanco y fruta, o

• Lentejas con tocino o jamón, yogur y naranja.

Cena

• Ensalada marinera (pescado marinado al limón, queso blanco descremado, mezcla de lechugas, aderezada con una cucharadita de aceite de oliva, limón y sal) y un durazno, o

• Pescado al horno con calabacines.

Consejos

• Los alimentos deberán ser cocinados sin grasa y no se podrá comer más de lo indicado.

• Aderezar preferentemente con jugo de limón y poca sal, para evitar retenciones de líquido.

• Beber agua, o, en todo caso las aguas minerales saborizadas sin calorías que hay hoy en el mercado.

El principio de esta dieta es comer de todo pero con moderación. Las pautas son equilibradas y limitan las calorías a la vez que reducen las proteínas y las grasas.

DIETA DESINTOXICANTE 1

Esta dieta, cuyo ingrediente principal es el tomate, ayuda a perder dos kilos en los tres días que dura, además de estimular la depuración y desintoxicación del organismo.

Se recomienda especialmente a fumadores, tomadores compulsivos de café y personas que beben frecuentemente alcohol. También ayuda a combatir la grasa localizada en depósitos desiguales, comúnmente llamada celulitis.

Adicionalmente, el tomate aporta al cuerpo licopenos que ayudan a prevenir el cáncer de esófago, páncreas, colon, recto, de mamas y de útero, por lo que esta dieta no sólo adelgaza sino que tiene verdaderas ventajas en cuanto al cuidado de la salud.

El tomate y otros de estas propuesta, como el romero y la menta, aportan antioxidantes, coleréticos y colagogos, por lo que protege a la membrana celular de la acción de los radicales libres que provocan el envejecimiento, así como la función hepática, de las venas y de las arterias.

No es aconsejable esta dieta para personas con divertículos o que padezcan otras enfermedades.

Como con cualquier otra propuesta dietética, debemos consultar previamente a un médico.

Al levantarse

• Un jugo de tomates frescos. Si lo deseamos podemos adicionar una hojita de menta en el licuado, para darle mejor sabor.

Desayuno

• Dos tomates hervidos y condimentados con romero fresco muy bien picado y una gotita de aceite de oliva.

Almuerzo

• Una ensalada de tomates, pimientos morrones (chiles) y brotes de soja, aderezada con una cucharada tamaño postre de aceite de oliva y jugo de limón.

Merienda

• Un licuado de tomates frescos, condimentado, si lo deseamos, con una hojita de menta.

Cena

• Una ensalada de tomates, pimientos morrones (chiles) y brotes de soja, aderezada con una cucharada tamaño postre de aceite de oliva y jugo de limón.

Al acostarse

• Un licuado de tomates frescos, condimentado, si lo deseamos, con una hojita de menta.

Consejos

• Si tenemos un "ataque de hambre" podemos licuar 5 hojas de menta, medio limón con cáscara, 1 zanahoria, 2 vasos de agua mineral y medio tomate.

• Es recomendable beber al menos 2 litros de agua.

• Esta dieta debe acompañarse con caminatas diarias de 40 minutos.

DIETA DESINTOXICANTE 2

A veces nos sentimos pesados, molestos, con dolores de cabeza o tránsito intestinal lento. Es que todos deberíamos, cada tanto, hacer una depuración de nuestro organismo, eliminando las toxinas que se van acumulando.

El objetivo de esta dieta es limpiar el cuerpo eliminando la mayor cantidad de toxinas que sea posible.

Para esto hemos dividido esta dieta de desintoxicación en dos etapas: de ayuno y de purificación.

El ayuno

Durante un día o, a lo sumo, dos, seguimos una dieta que consiste en consumir sólo líquidos. Podemos tomar jugos de frutas, verduras y yogur con lactobacilos. Los más útiles para la desintoxicación son los de manzana, limón y sandía.

Una propuesta: jugo exprimido de limón, agua mineral gasificada y miel orgánica.

O si preferimos las combinaciones, batidos combinando:

- kiwi y frutilla
- mandarina y melón
- manzana y banana
- zanahoria y naranja

Y todos los que nuestra imaginación proponga.

Consejos

- Durante el ayuno no debemos consumir medicamentos, café, bebidas alcohólicas ni tabaco.

- No debemos hacer ejercicios físicos (salvo elongaciones y caminatas suaves).

- No debemos tomar baños ni duchas calientes.

- Usar alimentos orgánicos, para no introducir más toxinas en el cuerpo.

Luego de la desintoxicación, comenzará la dieta purificadora.

DIETA PURIFICADORA

Durante el tránsito por esta dieta sólo consumiremos agua filtrada o agua mineral con jugos de frutas y/o verduras orgánicas, sopas magras de verduras hechas en casa, verduras cocidas al vapor, legumbres cocidas, avena, arroz integral, yogur con lactobacilos, pescado y pollo.

Es necesario el consumo diario de 2 a 3 litros de agua (más si estamos en un clima caluroso), ya que ayuda a eliminar las toxinas hidrosolubles por los riñones y las glándulas sudoríparas.

Lo importante de esta dieta es que da suficiente energía y suficientes proteínas para evitar la pérdida de masa corporal al tiempo que permite que eliminemos todas las toxinas acumuladas.

Consejos

• Agregar hojas frescas y tiernas de diente de león, bien lavadas, a las ensaladas, para beneficiarse con su acción purificadora.

• El jugo de limón intensifica el sabor de la sal natural.

• La fase del ayuno no es aconsejable si nuestro peso es inferior al normal, o en caso de embarazo o lactancia, anemia, insuficiencia renal, enfermedades hepáticas o diabetes. Podemos, con cuidado, usar la fase purificadora, pero previa consulta al médico.

• Ante el deseo de consumir alcohol, podemos optar por una infusión de yerba mate.

DIETA DE 900 CALORÍAS DIARIAS

El aporte de las calorías mínimo vital es de 700-750 para una persona de contextura normal, de modo que esta dieta debe hacerse con cuidado y bajo supervisión médica.

No obstante, es una dieta sana y equilibrada.

Como está basada en la reducción al mínimo del aporte calórico, es imprescindible pesar muy bien las porciones que se consumen.

La duración que se estipula es de un mes como mínimo, pero un máximo de hasta tres meses (pasado ese período, se pasará a una dieta que incluya un poco más de valor calórico pero sin exagerar, sumado a un plan de ejercicios para no recuperar el peso que tanto nos ha costado perder).

Con esta dieta pueden perderse hasta 5 kilos en un mes.

Está indicada para personas que tienen por lo menos 10 kilos de sobrepeso.

Desayuno

• Café, té o té de manzanilla, con leche descremada y edulcorante. Una pieza de fruta.

Almuerzo

• Un filet pequeño de pescado, hervido o cocido al vapor (100 gr). Una ensalada de verduras verdes crudas (porción de 200 gr). Puede ser de lechuga, tomate, apio, pepino, escarola, etc. O bien

• Verdura de hoja verde cocida y escurrida (200 gr) y un filet pequeño de carne (pollo, ternera, cordero o cerdo, 100 gr) cocido a la plancha, desgrasado y sin piel.

Merienda

• 40 gr de jamón o queso o una fruta pequeña.

Cena

• Las mismas opciones que el almuerzo. Sugerimos variar el tipo de carne que elijamos para no aburrirnos.

• Lo mismo con las verduras: algunas veces podemos hervir espinacas, otras acelga, etc.

• Nunca consumir más de 200 gramos.

• Cada tanto, cada dos o tres días podemos añadir un huevo duro a la ensalada.

Consejos

• Con esta dieta podemos consumir en las ensaladas o verduras hervidas hasta dos cucharadas soperas de aceite de oliva.

• Podemos beber gaseosas light, aunque lo más recomendable es agua o limonada natural sin endulzar.

¡Cuidado!

El hambre no siempre queda saciado, sobre todo en personas de complexión fuerte. Puede resultar aburrida. En este régimen es recomendable intentar desarrollar una cocina atractiva y requiere de una gran fuerza de voluntad y una clara meta propuesta.

DIETA DE 1200 CALORÍAS

Esta dieta está calculada sobre la base de 1200 calorías. Como habitualmente los que tienen sobrepeso están consumiendo más que eso, si se combina este régimen de nutrición con ejercicios diarios, se notará disminución del peso corporal en pocas semanas.

Desayuno

• Opción 1: Leche descremada con café o té, 30 gr de pan integral con queso descremado.

• Opción 2: Leche descremada con café o té y 200 gramos de fruta.

• Opción 3: Zumo de naranja o limón sin endulzar, 40 gramos de pan con 20 gramos de atún o sardina y tomate.

• Opción 4: Té (u otras infusiones) o café solo con 6 galletitas de agua o integrales untadas con 30 gramos de queso descremado.

Almuerzo

• Opción 1: una porción de papas rellenas (150 gr) de carne picada (30 gr) y cebolla, pollo a la plancha, fruta (100 gr), pan.

• Opción 2: una ensalada de verduras de hoja. Puede ser lechuga, pepinos, repollo, espinacas, apio, cebolla, ciboulette, pimientos (porción de 200 gr), un filete de ternera (100 gr) asado o a la plancha y una rebanada de pan integral.

• Opción 3: un plato o tazón de sopa de verduras (200 gr), filetes de pollo (120 gr) rebozados, fruta (100 gr), pan.

• Opción 4: un guiso de lentejas (100 gr) preparado con pimientos, zanahoria, ajo, etc., fruta (100 gr), dos rebanadas de pan integral, tostado o sin tostar.

• Opción 5: ensalada de coliflor hervida (200 gr) rebozada con clara de huevo, pollo (100 gr) a la plancha con ensalada, fruta (100 gr), pan.

• Opción 6: una porción de tallarines (50 gr) con tomate, mejillones al vapor (200 gr) limpios y aderezados con jugo de limón, fruta (100 gr), pan integral.

• Opción 7: un puré de verduras (que incluya 4 tipos), pollo asado sin grasa y sin piel (100 gr), fruta (100 gr), pan.

• Opción 8: una porción de ensalada de hojas variada (lechuga, zanahoria, apio, etc.), tortilla española individual con un solo huevo, fruta (100 gr), pan.

• Opción 9: una porción de consomé desgrasado con clara de huevo cocida, costillita de cerdo (100 gr) a la plancha, fruta (100 gr), pan.

Merienda

Las mismas sugerencias que para el desayuno.

Cena

• Opción 1: una ensalada de verduras de hojas verdes y variadas (200 gr), medallones de merluza fritos (100 gr) bien escurridos sobre un papel absorbente, fruta (100 gr), espinacas rehogadas con ajo en una cucharadita de aceite de oliva o maíz.

• Opción 2: una sopa de fideos integrales (30 gr) cocidos en caldo desgrasado, una porción de merluza (100 gr) a la cazuela con tomate frito (50 gr), fruta (100 gr), una rebanada de pan integral.

• Opción 3: una sopa de verduras casera (200 gr), un filete de pollo (120 gr) a la plancha, sin grasa y sin piel, fruta (100 gr), una rebanada de pan integral.

• Opción 4: un plato de crema de calabacín (200 gr de calabacín procesado con leche descremada y condimentado con pimienta y nuez moscada), pescado al horno (100 gr), fruta (100 gr), pan integral.

• Opción 5: una porción de alcauciles salteados con clara de huevo en una cucharadita de aceite de oliva o de maíz (200 gr), una porción delgada de carne de ternera a la plancha (100 gr), fruta (100 gr), pan.

• Opción 6: ensalada variada: lechuga, tomate, 30 gr de atún, cebolla, pimiento, 30 gr de aceitunas y 2 claras de huevo, 1 yogur descremado, fruta (100 gr), pan.

• Opción 7: un plato de sopa de verduras caseras, una porción de pollo a la plancha con limón (100 gr), fruta (100 gr), pan integral.

• Opción 8: un trozo de queso tipo port salut descremado (150 gr), fruta (100 gr), pan integral.

• Opción 9: una porción de crema de puerros (200 gr de puerro hervido procesado con leche descremada y condimentado), un filete de lenguado (120 gr) a la plancha o rebozado, fruta (100 gr), pan integral.

Consejos

• En total, el aceite que se podrá ingerir en las comidas puede ser hasta 12 gr por día.

• El pan total de almuerzo y cena debe ser de 15 gr = 3 rebanadas.

• El peso indicado de los alimentos es el peso en crudo de la porción comestible, es decir, pelado y limpio.

• El aceite total puede repartirse a lo largo del día. Puede ser de oliva o de semillas (girasol, soja, maíz, etc.).

• Nunca hay que utilizar grasas animales.

• El uso de condimentos es libre.

• La carne será siempre magra.

• Pueden usarse toda clase de pescados, tanto los considerados blancos como azules.

• Para endulzar se utilizará sacarina.

DIETA DE 1400 CALORÍAS

Esta dieta prevé el consumo de 1400 calorías. Practicando ejercicio diariamente notaremos una disminución del peso corporal en pocas semanas.

Desayuno

• 1 taza de leche descremada o con poca grasa u otra infusión endulzada con edulcorante.

• 1/2 pomelo o una naranja (o su zumo).

• 2/3 de taza de copos de trigo.

Colación de media mañana

• 1 racimo de uvas chico.

• 1/2 sándwich de queso magro y pan integral.

Almuerzo

• 1 porción de pizza de mozarela.

- 1 porción de ensalada de zanahorias.

- 1 manzana.

- 1 taza de leche descremada o con poca grasa.

Colación de media tarde

- 2 galletas de harina de avena.

- 1 infusión con edulcorante.

Cena

- 1 pescado asado al horno con dos cucharadas de tamaño té de margarina y hongos remojados en caldo desgrasado (la porción de pescado debe ser de 90 gr).

- 1 papa al horno.

- 1/2 taza de brócoli hervido.

- 1 taza de jugo de tomate o leche descremada o con poca grasa.

Total de calorías: alrededor de 1400.

Consejos

• En total, el aceite que se podrá ingerir en el almuerzo y en la cena puede ser hasta 12 gr por día.

• El pan total de almuerzo y cena debe ser de 15 gr = 3 rebanadas.

• El peso indicado de los alimentos es el peso en crudo de la porción comestible, es decir, pelado y limpio.

• El aceite total puede repartirse a lo largo del día. Puede ser de oliva o de semillas (girasol, soja, maíz, etc.).

• Nunca hay que utilizar grasas animales.

• El uso de condimentos es libre.

• La carne será siempre magra.

• Pueden usarse toda clase de pescados, tanto los considerados blancos como azules.

• Para endulzar se utilizará sacarina.

DIETA DE LOS 5 DÍAS

Esta dieta no está diseñada para las personas que sufren de obesidad sino para aquellas personas que quieren desprenderse de algunos kilitos de más molestos.

Siguiendo estrictamente esta dieta, en una semana se pueden bajar de dos a tres kilos. Está pautada día por día, empezando el lunes, que es el día en que todos empezamos las dietas.

Como se trata de una dieta cuyas comidas están descritas día a día, aconsejamos tomar copias y pegarlas sobre la puerta de la heladera (o refrigerador) para programar la cocina diaria.

LUNES

Desayuno

• Café negro o té con edulcorante.

• 1 naranja pelada a vivo, cortada en dados y rociada con yogur bebible descremado.

Almuerzo

• Sopa de fideos de gluten preparada con caldo dietético o desgrasado.

• 1 porción mediana de carne vacuna magra a la plancha.

• Ensalada de zanahoria, condimentada con jugo de limón.

• 2 berenjenas o ajíes en vinagre (150 gr aproximadamente).

• 1 rebanada fina de pan integral.

Merienda

• 1 rebanada fina de pan integral.

• 1 rodaja de queso descremado (50 gr aproximadamente).

Cena

• 1 plato de sopa de verdura.

• 1 plato de verduras variadas cocidas, hervidas o al vapor (200 gr, aproximadamente).

• 1 filete de carne magra de ternera a la plancha.

• 1 ensalada de escarola.

• 1 manzana.

MARTES

Desayuno

- 1 taza de café negro o té con edulcorante.

- 1 naranja o 1 pomelo (o su jugo, pero es mejor la fruta entera, por el aporte de fibras y la sensación de saciedad que brinda).

Almuerzo

- 1 plato o taza de caldo desgrasado o dietético.

- 1 omelette hecho con un huevo y una lata de arvejas.

- 1 porción de carne de ternera magra cocida a la plancha.

- 1 ensalada de hinojo.

- 1 naranja.

- 1 rebanada fina de pan integral.

Merienda

- 1 yogur descremado.

Cena

• 1 porción de sopa hecha con puntas de espárragos.

• 200 gr de verdura cocida, hervida o al vapor (pueden ser espinacas o acelgas, o las que prefiramos).

• 100 gr de jamón serrano.

• 1 ensalada de escarola.

• 1 pera.

MIÉRCOLES

Desayuno

• Café negro o té con edulcorante.

• 1 pera.

Almuerzo

• 1 plato de sopa de verduras casero.

• 1 huevo pasado por agua.

- 1 ensalada de tomate y lechuga.

- 1 manzana.

- 1 rebanada fina de pan integral.

Merienda

- 1 rebanada fina de pan integral.

- 1 rodaja de queso magro.

- 1 café con edulcorante.

Cena

- 1 plato de caldo magro.

- 1 plato de verduras cocidas, hervidas o al vapor.

- 1 pechuga de pollo al horno.

- 1 ensalada de zanahoria.

- 1 naranja.

JUEVES

Desayuno

• Café negro o té con edulcorante.

• 1 pera.

Almuerzo

• 1 plato de sopa de arroz.

• 2 filetes de pescado hervido, con mayonesa dietética.

• Ensalada de berro.

• 1 naranja.

• 1 rebanada fina de pan negro.

Merienda

• 1 yogur descremado de frutas.

Cena

- 1 plato de caldo magro.

- 1/2 huevo pasado por agua.

- 1 porción de carne al horno.

- 1 plato de verduras cocidas.

- 1 manzana.

VIERNES

Desayuno

- Café negro o té con edulcorante.

- 1 pera.

Almuerzo

- 1 sopa de puntas de espárragos.

- 2 filetes de pescado hervido, con mayonesa dietética.

- 1 ensalada de zanahoria y huevo.

- 1 naranja.

- 1 rebanada fina de pan integral.

Merienda

- 1 manzana.

Cena

- 1 plato de sopa de fideos de gluten.

- 1 plato de verduras cocidas.

- 1 rodaja de queso.

- 1 rebanada de pan integral.

- 1 porción de ensalada de fruta.

DIETA DE LA LUNA

Esta es una dieta que es muy famosa y que se sigue desde hace décadas. Busca desintoxicar y ser el puntapié inicial para una dieta más restringida en calorías.

La consigna es hacerla bajo la influencia de cualquiera de las cuatro fases lunares, consecutivas o alternadas (luna nueva, cuarto creciente, luna llena y cuarto menguante).

Debe comenzarse una hora antes de que cambie de fase la luna y continuarse durante las veinticinco horas seguidas y sin interrumpirse.

Durante las horas que dura el régimen se trata de un régimen de líquidos: no se debe comer ningún tipo de alimento sólido, pero sí se puede tomar agua mineral, café, té y mate, todo sin azúcar y en la cantidad que se desee.

Los demás días se debe comer normalmente.

Por ejemplo: si el día 16 de septiembre la luna cambió a la fase luna nueva a las 12 hs 16 m, el régimen debió comenzar una hora antes, es decir, a las 11 hs 16 m y terminarlo el día siguiente, una vez cumplidas las 25 hs.

DIETA DE LA SOPA
QUE QUEMA GRASA

Esta es una dieta cuya secreto es que los ingresos energéticos son menores que los gastos. Se basa en los principios de la disociación de las comidas.

No es recomendable hacerla durante más de 7 días, en los cuales se puede bajar ¡hasta cinco kilos! Claro que depende de cada organismo, ya que no todos reaccionan del mismo modo ante las dietas, pero esta tiene la ventaja de ser baja en sodio y en potasio, con lo que se ayuda a evitar la retención de líquidos y se baja de peso más rápidamente. Está basada en el consumo de una sopa diurética quemadora de grasas, que podemos preparar el primer día y guardarla en la heladera en un recipiente de vidrio, del cual iremos calentando las porciones individuales que vayamos a consumir.

Esta sopa puede tomarse fría o caliente, aunque caliente es mejor porque da mayor sensación de saciedad. Sus beneficios se deben a que es un preparado metabólico energético, rico en sales vegetales y oligoelementos y contiene moduladores positivos como el potasio y el magnesio que aumentan la energía libre, quemando grasas y activando el metabolismo.

Genera en el cuerpo sensación de bienestar porque:

• es desintoxicante,

• levanta el ánimo por elevar el sistema metabólico,

• tiene un escaso aporte calórico.

Otra de las ventajas de esta sopa es que la podemos tener a mano y tomar cada vez que tengamos hambre, con el cuidado de consumir todos sus vegetales y no sólo beber el caldo.

LA RECETA DE LA SOPA

Ingredientes

- 6 tomates grandes pelados y cortados en cubos.
- 1 planta de apio.
- 6 cebollas grandes.
- 2 ajíes verdes.
- 1 repollo o coliflor.
- Sal, pimienta, especias a gusto.
- Opcional: un cubito de caldo de pollo concentrado.
- 10 litros de agua.

Preparación

- Se cortan los vegetales en cubos pequeños, de tamaño similar y cuidando de no machacarlos.

- Se colocan en una olla con capacidad para 10 litros de agua, al fuego, hasta romper el hervor.

- Luego de 10 minutos de hervor intenso, se baja el fuego y se sigue cocinando a fuego mínimo hasta que todos los ingredientes estén listos.

LA DIETA DE LA SOPA QUE QUEMA GRASAS, DÍA POR DÍA

Lunes

• Este primer día se debe tomar sólo la sopa y las verduras frescas (con la única excepción del plátano o banana).

• Las frutas más recomendables para comer este primer día son melón y sandía, que poseen bajas calorías y un alto poder diurético.

• Para beber pueden tomarse infusiones como té y café sin azúcar, agua mineral o jugos de frutas exprimidos o licuados.

Martes

• Este segundo día se debe tomar sólo la sopa y las verduras frescas, especialmente las de hojas verdes. Otra opción es consumir las verduras con una ligera cocción al vapor.

• Las verduras pueden cocerse también en el caldo de la sopa, sin el agregado de manteca (mantequilla) ni de ninguna clase de aceites.

• Evitar: maíz, guisantes o porotos.

• En la cena puede incorporarse una papa grande al horno, condimentada con un hilito de aceite de oliva.

• Este segundo día no debe consumirse fruta.

• Tratar de beber mucho líquido.

Miércoles

• Este día se combina lo de los dos días anteriores: sopa, fruta y verdura (excepto banana o plátano) y la papa al horno durante la cena.

• Tratar de beber mucho líquido.

(Es probable que para esta fecha ya hayamos perdido dos o incluso tres kilos, los que se habrán adelgazado por eliminación de líquidos.)

Jueves

• Este día se consume sólo la sopa, en leche descremada y las bananas (o plátanos).

• Se deben comer por lo menos 3 bananas a lo largo del día y hasta 6 en total.

• Se puede tomar toda la leche descremada que se desee.

Viernes

• Este día se debe tomar sopa y también comer entre 125 y 150 gramos de carne vacuna.

• Si se desea, se puede reemplazar el consumo de la carne de vaca por pollo sin piel y sin grasa o por pescado al horno.

• Deben comerse también 6 tomates pelados.

• Este día deben beberse al menos 8 vasos de agua, para eliminar el ácido úrico de la carne.

• Debe tomarse la sopa al menos una vez en el día.

Sábado

• Este día es de consumo obligatorio de carne vacuna: de dos a tres filetes de carne de ternera magra en total en todo el día.

• Se puede agregar toda la verdura, preferiblemente de hoja ancha, que se necesite.

• Sopa: por lo menos una vez al día, o cada vez que se tenga hambre.

Domingo

• El último día de la dieta se debe comer arroz integral, jugos de frutas naturales (diluidos en agua y sin azúcar) y verduras hasta obtener la saciedad.

• Sopa: por lo menos una vez al día.

Consejos

En esta dieta es indispensable evitar:

• El alcohol: es tan importante mantener nuestro organismo alejado del metabolismo del alcohol, que, para empezar esta dieta, deben haber pasado al menos 24 horas desde la última vez que bebimos.

• Las harinas y sus productos derivados, como pan, galletas, etcétera.

• Los dulces de cualquier tipo.

• Las bebidas gaseosas, aunque sean dietéticas. Sólo puede beberse agua, té, café y leche descremada.

• Comer exactamente las comidas permitidas, sin tomarse ninguna licencia. Después de todo, hay que pensar que se trata de sólo 7 días.

CAPÍTULO 3

EJERCICIOS FÍSICOS PARA ADELGAZAR

EJERCICIOS FÍSICOS PARA ADELGAZAR

EL EJERCICIO COMO ALIADO PARA ADELGAZAR

Ejercicio y dieta

Cuando hemos notado que la ropa ya no nos queda tan bien como antes, o que se nos han formado antiestéticos rollitos en la cintura, o en las caderas, podemos acudir a la combinación de oro: dieta y ejercicios.

Hacer ejercicios implica también un compromiso tenaz, pero el resultado siempre aportará, además de la baja de peso, el mejor aspecto que un cuerpo tonificado y con una postura corporal agradable.

Y esta dupla de ejercicios y dieta funciona complementariamente: si somos incapaces de sacrificar nuestros hábitos alimenticios, o de contar efectivamente las calorías que llevamos a la boca, podemos recurrir a un entrenamiento físico más intensivo.

Por el otro lado, si nos cuesta seguir una rutina física exigente, la dieta que tendremos que seguir será más rigurosa.

Huelga decir que lo ideal es hacer una elección cuidadosa y saludable de las comidas que tomamos y, a la vez, tener una actividad física adecuada a nuestra edad y a nuestro cuerpo.

Los ejercicios físicos son un aliado excelente para perder peso, por dos razones fundamentales:

• Hacen que el metabolismo se acelere y que el organismo gaste más calorías de las que consume, por lo que inevitablemente se pierde grasa y por lo tanto kilos.

• Evitan que en el futuro el peso fluctúe, pues sustituye la grasa con masa muscular (cuyo mantenimiento tiene un mayor requerimiento calórico).

¿CÓMO EMPEZAR?

Para adelgazar necesitamos, fundamentalmente, realizar alguna actividad aeróbica, que son las que requieren una mayor oxigenación de los tejidos, con el consiguiente mayor consumo de calorías. Esas actividades pueden ser:

- Correr
- Caminar
- Nadar
- Andar en bicicleta

La frecuencia requerida es de unos 40 minutos diarios, y pueden, por supuesto, combinarse (podemos dar caminatas tres veces por semana, alternándolas con visitas al natatorio, o paseos en bicicleta).

De igual manera, es importante saber que en los ejercicios más que la cantidad importa la constancia con la que se hagan.

Una buena manera de ver los resultados es medirlos cada 30 días.

Y no con la balanza. Porque el ejercicio físico aumenta la masa muscular, que es más pesada (y consume más calorías) que las partes lipídicas y grasas. Nuestro progreso se verá más con un centímetro para medir nuestros muslos o cintura, que veremos cómo paulatinamente se van reduciendo.

EJERCICIOS PARA MEJORAR NUESTRO CUERPO

Las dietas para adelgazar que se ocupan únicamente de reducir la ingesta calórica, sin incluir ningún tipo de actividad física, suelen ser ineficaces porque un 25% de ese peso perdido puede ser de masa muscular.

Aunque en la báscula en la que nos pesamos indique que hemos bajado de peso, puede que los porcentajes del cuerpo (es decir, el porcentaje de grasa respecto al peso total en relación con el porcentaje de masa muscular) hayan incluso empeorado, porque se ha perdido masa muscular.

Dado que el ritmo metabólico basal (RMB) está directamente relacionado con el porcentaje muscular que se tenga en el cuerpo, si se pierde masa muscular, el RMB será más lento, por lo que se consumen menos calorías.

En pocas palabras, si se pierde músculo se tiene muchas posibilidades de volver a engordar.

La clave para no volver a engordar a largo plazo consiste en darse cuenta de la importancia de mantener o aumentar la cantidad de fibra muscular del cuerpo. Al desarrollar músculo o aumentar su porcentaje, se aumenta el ritmo metabólico, que es el consumo de calorías que el cuerpo necesita para sostener sus funciones, lo cual ofrece muchas posibilidades de mantenerse en ese peso a largo plazo.

Dado que el RMB constituye entre el 60 y el 70% del consumo energético diario, incluso un modesto incremento del RMB puede alterar positivamente los porcentajes del cuerpo. Aunque hay otros factores como la edad y la genética que también determinan el RMB, el porcentaje de masa muscular es un factor que no se debe pasar por alto. Al subir el ritmo metabólico, se quemarán más calorías durante todas las actividades, incluso al estar sentados, tumbados y durmiendo.

Por cada 400 gr de masa muscular que se añade, el cuerpo consume 35 calorías al día, o lo que es lo mismo entre 1,2 y 1,6 kg de grasa al año.

Debemos tener esto muy en la cabeza cuando no encontramos tiempo ni ganas para comenzar una actividad física.

EMPEZAR POR EL PRINCIPIO

El ejercicio incrementa el consumo de calorías y evita la pérdida de masa ósea que se produce al perder peso.

Pero a veces nos cuesta, no encontramos el momento o el lugar para comenzar a realizar esos ejercicios que nuestro cuerpo necesita.

Debemos proponernos, como en el caso de las dietas, metas sencillas, que aunque nos exijan dedicación y voluntad no nos desalienten por estar demasiado lejanas.

Para comenzar van estos dos consejos iniciales.

• Usar ropa adecuada. Si queremos empezar con una rutina de ejercicios debemos usar ropa cómoda y holgada. Sobre todo el calzado, debe ser muy cómodo. Siempre que podamos usaremos zapatillas deportivas.

• Conocer y tener presente la lista de quemas de calorías que cada actividad física implica. Esto nos estimula a seguir cuando estamos cansados.

LAS CAMINATAS

Una actividad tan simple como caminar puede ayudarnos a quemar esas calorías que a veces consumimos de más, además de generar un benéfico efecto de despeje de nuestra mente.

Se recomienda empezar con 20 minutos diarios durante la primera semana, incrementado 10 minutos diarios hasta llegar a una hora.

Antes de cada caminata debemos hacer 5 minutos de estiramientos y caminar los primeros 5 minutos muy despacio. Al terminar volvemos a bajar nuestra velocidad de caminata los últimos 5 minutos y reiteramos los estiramientos musculares. Esta precaución protege los cambios de ritmo cardíaco y los posibles calambres.

Es fundamental la constancia para obtener resultados. Lo ideal es hacer esto todos los días, descansando si queremos una vez a la semana. Tenemos que intentar que esta actividad se transforme en un hábito.

Para saber:

• La postura para caminar debe ser con la espalda erguida, contrayendo los músculos abdominales.

• La respiración debe ser profunda y consciente.

Algunos tips que nos ayudarán a que nuestras caminatas sean efectivas:

• Ejercicios adicionales:

Mientras caminamos es aconsejable no mantener los brazos quietos. Si dejamos los brazos colgando corremos además el peligro de que éstos, por la posición mantenida durante una hora, se hinchen y comiencen a molestar. Los brazos deben estar en movimiento, constantemente, llevados hacia delante y hacia atrás, lo que ayuda también al trabajo de los músculos abdominales. Debemos mantener codos cerca del cuerpo y mover los brazos hacia adelante y hacia atrás, pero sin cruzar la línea central del cuerpo y sin subirlos más arriba del pecho.

• El uso de un calzado adecuado:

Es muy importante llevar zapatillas adecuadas cuando empezamos a caminar como ejercicio. Las suelas deben ser flexibles, deben ser la talla correcta y deben ser renovadas al año de uso. Hoy las grandes marcas diseñan zapatillas especiales que amortiguan el impacto del pie contra el suelo, para evitar lesiones en pies y rodillas.

• Hidratarnos bien:

Es importantísimo beber agua antes, durante y después de nuestra caminata. Como pauta, podemos beber un vaso de agua 10 minutos antes de empezar a caminar, un vaso cada 20 minutos y al terminar, uno o dos vasos más. Se recomienda evitar bebidas con cafeína antes de ejercitarnos, porque al causar una pérdida de líquidos, tendremos más sed y es posible que la vejiga empiece a molestarnos antes de finalizar.

• Para evitar accidentes:

Si nos proponemos caminar o trotar de noche, lo recomendable es llevar ropa deportiva de colores fosforescentes, para poder ser avistados desde lejos.

• Protegernos del sol:

En verano es imprescindible un gorro que proteja nuestra cabeza de las posibles insolaciones.

• Relajación y flexibilidad:

Es importante cuidar los movimientos de nuestro cuerpo al caminar, adquiriendo un ritmo adecuado a nuestras posibilidades. Cuidar de que la distancia entre paso y paso nos resulte cómoda, ya que si exageramos podemos dañar nuestros pies y los músculos de nuestra pantorrilla. Además, no aumentamos nuestro gasto calórico ni los beneficios del ejercicio por dar grandes pasos.

• Reponer minerales:

Si estamos en un plan de caminatas largas, que excedan las dos horas, es aconsejable consumir bebidas isotónicas para deportistas.

• Una buena postura:

Mantener la cabeza en alto y la espalda erguida nos ayudará a respirar bien y a mantener la línea corporal. La barbilla arriba, en paralelo al suelo y los ojos mirando unos 3 metros adelante. Si caminamos inclinados hacia adelante o hacia atrás podemos causarnos una lesión de espalda o cuello. Una buena opción, que nos indica de paso que estamos caminando bien, es imaginar que somos más altos de lo que realmente somos.

• Un día de descanso:

El exceso, a veces, de actividad física puede tener consecuencias que no son las buscadas. Por otro lado, psicológicamente puede que empiece a resultarnos agobiante el ejercicio si lo hacemos todos los días. Un día de licencia a la semana puede ser la solución que equilibre, para que el cuerpo y los músculos se reparen.

El sedentarismo, ese flagelo de la vida moderna, es una de las principales causas de sobrepeso. Algunos estudios realizados demuestran que aquellas personas que permanecen mayor cantidad de tiempo en una silla trabajando o en su sofá mirando televisión, poseen muchos más riesgos de caer en el sobrepeso. En promedio, un individuo con sobrepeso pasa entre 150 y 180 minutos más al día sentado que una persona delgada.

Esos mismos estudios determinaron que esta situación no necesita de un gimnasio ni de una práctica deportiva, sino que puede corregirse con una rutina diaria de caminatas.

Para comprobar la relación entre obesidad, exceso de peso y sedentarismo, basta recordar que hace medio siglo atrás, el hombre se movía, caminaba y se desplazaba más que hoy y el sobrepeso no estaba tan desarrollado como hoy, afectando a personas de todo tipo y raza, pero dándose con mayor porcentaje en las sociedades más avanzadas. Es fácil deducir entonces que cuanto más fácil es acceder a un automóvil, a una casa con todos los lujos, a comprar todo por internet y no movernos de ese sillón tan cómodo, mayor es la posibilidad de caer en el sobrepeso, con todas las enfermedades que acarrea.

Razones que demuestran la eficacia de las caminatas:

• Caminar quema calorías y aumenta el ritmo metabólico.

• Una caminata puede actuar como supresor del apetito.

• Las caminatas aumentan el tejido muscular y reducen el factor de sobrealimentación.

• El funcionamiento intestinal mejora con las caminatas.

• Caminar mejora la autoestima y levanta el ánimo.

Otros sencillos hábitos que mejoran nuestros músculos

• Usar las escaleras siempre que podamos: dejemos el ascensor para los que pueden darse el lujo de acumular grasa.

• En nuestra vida cotidiana, hacer caminando todos los trayectos que podamos. Prescindir de vehículos por tramos de menos de 1 kilómetro. Organizar nuestro tiempo para poder hacerlo.

• Como regla general, movernos 10 minutos por cada hora que estemos inactivos.

• Hacer abdominales: 3 series de 16 abdominales cada mañana ayuda a mantener los músculos tonificados y no nos lleva más que 10 minutos.

• Usar la bicicleta como actividad recreativa de los fines de semana.

EL EJERCICIO CON APARATOS Y COMPLEMENTO DE PESAS

Con una hora de ejercicio aeróbico de intensidad moderada se consumen aproximadamente 300 calorías, y si es lo suficientemente intenso, se mantiene un alto nivel de metabolismo durante varias horas después de la actividad. Puede ser el efecto de intensificación de la actividad metabólica de corta duración dado que puede suceder que nos cueste más con sólo actividades aeróbicas desarrollar fibra muscular.

Es innegable que el ejercicio aeróbico aporta grandes beneficios para la salud, pero tal vez sea recomendable añadir otro tipo de ejercicios tendientes a formar masa muscular, porque ésta, de forma automática, consume metabólicamente más calorías.

Los adultos perdemos al año gran cantidad de músculo por falta de uso, lo cual explica, en parte, la disminución del ritmo metabólico de 1 a 3% por cada década de vida. Esta es la razón por la que, con los años, nos va costando más mantenernos delgados.

Todo esto sencillamente significa que se queman menos calorías porque los músculos se hacen más pequeños. Si seguimos comiendo tanto como antes las calorías que no se queman se almacenan en forma de grasa, y como tiene menor densidad que los músculos, puede que, aunque uno mantenga el mismo peso a lo largo del tiempo, la cintura por ejemplo experimente una continua expansión.

Aunque se queman calorías tanto con ejercicio aeróbico como con el levantamiento de pesas, con las pesas tenemos una ventaja adicional que reside en las calorías que seguimos quemando aun cuando no estamos en el gimnasio.

Con el entrenamiento de fuerza se pueden quemar más calorías después del ejercicio y a lo largo de más horas que con el ejercicio aeróbico.

En un estudio realizado con hombres y mujeres, se observó que al hacer un programa de fuerza intenso durante 60 minutos, con series entre 10 y 12 repeticiones y con descansos mínimos, su consumo metabólico subió aproximadamente un 9% durante las siguientes 15 horas después del ejercicio.

Aunque algunas mujeres se vuelven más fuertes al hacer un programa de complemento de pesas, la mayoría no experimenta desarrollo muscular alguno, dado que tienen niveles muy bajos de testosterona (que es la hormona masculina responsable del desarrollo muscular).

Muchas mujeres no van al gimnasio porque temen verse demasiado musculosas y poco femeninas. No obstante, es mejor aumentar mínimamente la masa muscular que aumentar la cantidad de grasa, aun teniendo el mismo peso corporal.

Los beneficios del trabajo con pesas y complementos

• Aumenta la capilatización, es decir, hay más capilares sanguíneos trabajando y el corazón debe trabajar con menor esfuerzo.

• Ayuda a evitar las contracturas musculares ya que mejora las funciones de eliminación de desechos (ácido láctico), y también mejora el intercambio gaseoso y de nutrientes.

• Ayuda a optimizar la proporción grasa-músculo.

• Da forma a los músculos y embellece las formas del cuerpo en general.

Mejora la postura y, por consiguiente, la amplitud de la mecánica respiratoria, lo que a su vez permite mejorar el proceso de digestión y disminuir el estreñimiento.

EJERCICIOS PARA "ACHATAR" LA PANZA

La zona del abdomen y las caderas es donde más frecuentemente se acumula la grasa. Pero si no tenemos un gran exceso de peso, llevando a cabo una serie de simples ejercicios, acompañando un buen régimen alimentario, lograremos resultados muy beneficiosos. Aquí algunos ejemplos para lograr el objetivo:

Ejemplo 1:
Acostarse en el piso con las palmas de las manos apoyadas en el suelo, levantar ambas piernas manteniéndolas a 45 grados unos segundos y luego descansar. Repetir 10 veces.

Ejemplo 2:

Recostarse en el piso con las palmas de las manos apoyadas en el suelo, levantar ambas piernas a 45 grados; abrirlas y cerrarlas 5 veces. Descansar y reiterar 8 veces.

Ejemplo 3:

Acostarse en el piso con las manos hacia atrás tocando el suelo. Levantar las piernas y llevarlas detrás de la cabeza, intentando acercarnos a las manos. Realizar 8 repeticiones.

Ejemplo 4:

Realizar abdominales acostándose en el piso. Trabar los pies en una silla o mueble, para que no se nos muevan; colocar las manos detrás de la cabeza y levantar el tórax hasta quedar a 90° con el suelo. Realizar 3 series de 12 abdominales.

Tanto en estos ejemplos, como en todos los anteriores y los siguientes, la intensidad y las repeticiones deberán adecuarse al estado físico y a las posibilidades de cada persona.

EJERCICIOS PARA GLÚTEOS Y CADERAS

Especialmente en la mujer, los glúteos y las caderas son lugares donde primero se nota el sobrepeso, siendo las zonas que más buscan perfeccionar cuando concurren a un gimnasio o comienzan una actividad deportiva. Aquí, algunos ejemplos para poner en práctica que se pueden realizar en casa:

Ejemplo 1:

Colocarse parada junto a una mesa o silla, sosteniéndose con una mano y levantar una pierna hacia atrás, lo más alto que pueda. Realizar 12 repeticiones. Luego efectuar el mismo ejercicio con la otra pierna.

Ejemplo 2:

Apoyarse con las 2 manos y las 2 rodillas en el suelo, levantar una rodilla hacia atrás y hacia arriba. Repetirlo 10 veces. Luego efectuar el mismo ejercicio con la otra pierna.

Estos simples ejemplos aportan rápidamente tonicidad a los músculos de los muslos y las nalgas. A medida que vayamos acostumbrándonos podemos aumentar el número de repeticiones.

ADELGAZAR Y TONIFICAR

Por lo general las personas se deciden a realizar la dieta cuando notan que una parte de cuerpo se muestra excedida de peso: las caderas, las piernas, el abdomen, etcétera. También, es posible que se decidan a ejercitar para eliminar esos kilos de más, pero allí puede ocurrir que al querer adelgazar la "pancita" se comienzan a perder kilos en los glúteos, por ejemplo.

Por ello es fundamental que la dieta sea acompañada de ejercicios para tonificar, porque así perderemos lo que le sobre a nuestro organismo, pero estaremos tonificando todos los músculos.

Aquí van algunos ejemplos para que este problema tan frecuente sea resuelto y podamos cumplir con el objetivo de eliminar el sobrepeso, pero tonificando nuestra masa muscular logrando un cuerpo más atlético y saludable.

EJERCICIO PARA NO PERDER BUSTO AL ADELGAZAR

Colocar los dedos abiertos y entrelazarlos con los de la otra mano a la altura de los pechos. Luego empujar hacia afuera fuertemente con cada brazo como si tratara de separar las manos. Se sentirá la presión en los brazos, hombros y pecho. Repetir 10 veces.

1. Tonificar las nalgas haciendo sentadillas: pararse con la espalda muy derecha y los pies apenas separados a la altura de los hombros. Luego sentarse en el aire a la altura de las rodillas donde debe quedar aproximadamente a 90 grados. Si el equilibrio es malo se puede ayudar afirmando espalda en una pared. Realizar este ejercicio varias veces seguidas, 3 veces al día.

2. Al igual que el caso anterior, pararse con la espalda muy derecha y los pies apenas separados a la altura de los hombros. Luego se debe levantar un pie hacia adelante y flexionar en 90 grados hasta la rodilla, manteniéndolo por 5 segundos y luego volver a la posición inicial. Alternativamente repetir el ejercicio con cada pie unas 15 veces.

EJERCICIO PARA TONIFICAR LOS ABDOMINALES AL ADELGAZAR

Recostarse de espaldas en el suelo con las manos detrás de la nuca y las rodillas levantadas. Usar los abdominales para tratar de subir un poco. Deberá imaginar el ombligo tocando la espina dorsal cuando va hacia arriba. Permanecer 5 segundos y regresar.

CAPÍTULO 4

LA OBESIDAD

LA OBESIDAD

En las páginas anteriores hemos enumerado sugerencias para conocer nuestro organismo, hemos detallado consejos de alimentación y dietas que podemos llevar a cabo para bajar la aguja de la balanza. También conocimos algunos ejercicios físicos que nos ayudarán a que la baja de peso sea más efectiva.

En este capítulo vamos a describir cómo el exceso no controlado de peso puede derivar en la obesidad, una de las enfermedades que más daño está provocando en la humanidad y que comienza a manifestarse desde la infancia. Aquí, algunos datos para tomar conciencia y tratar la afección a tiempo:

¿QUÉ ES LA OBESIDAD?

La palabra obesidad deriva del latín obesus, que quiere decir "persona que tiene gordura en demasía".

La obesidad es una enfermedad crónica originada por muchas causas y con numerosas complicaciones, que se caracteriza por la acumulación y el almacenamiento excesivo de grasa, principalmente en el tejido adiposo. Se manifiesta por un incremento de peso mayor al 20 por ciento del peso ideal esperado por la edad, la talla y el sexo.

La obesidad es un factor de riesgo conocido para enfermedades crónicas como: enfermedades cardíacas, diabetes, hipertensión arterial y algunas formas de cáncer. También está fuertemente relacionada como causal de otras enfermedades como lo son los padecimientos dermatológicos, gastrointestinales, diabéticos, osteoarticulares, etc.

Decimos que la obesidad se presenta cuando el índice de masa corporal en el adulto es mayor de 25 unidades, determinación hecha a partir del IMC (Índice de Masa Corporal).

El primer paso para saber si existe obesidad o no es, entonces, conocer el índice de masa corporal. El cálculo se realiza a partir de la relación entre peso y estatura del individuo.

Para conocer el IMC, se divide el peso en kilogramos por el cuadrado de la talla en metros (kg/m²). Es decir que si una persona mide 1,70 m y pesa 69 kg (69 / 1,702 = 69 / 2,89), su IMC es de 24. Es una indicación simple de la relación entre el peso y la talla que se utiliza frecuentemente para identificar el sobrepeso y la obesidad en los adultos, tanto a nivel individual como poblacional.

El IMC constituye la medida poblacional más útil del sobrepeso y la obesidad, pues la forma de calcularlo no varía en función del sexo ni de la edad en la población adulta. No obstante, debe considerarse como una guía aproximativa, pues puede no corresponder al mismo grado de gordura en diferentes individuos.

La Organización Mundial de la Salud (OMS) define el sobrepeso como un IMC igual o superior a 25, y la obesidad como un IMC igual o superior a 30. Estos umbrales sirven de referencia para las evaluaciones individuales, pero hay pruebas de que el riesgo de enfermedades crónicas en la población aumenta progresivamente a partir de un IMC de 21.

LAS CAUSAS DE LA OBESIDAD

La obesidad se origina cuando se proporciona al organismo más calorías de las que se consumen, pues entonces el mismo almacena el exceso de energía en forma de grasa.

Esto es en realidad un mecanismo de preservación que tiene sus fundamentos en nuestra condición biológica, y se corresponde con el almacenamiento de la fuente de energía para épocas de carencia de alimento, que es cuando esas reservas de grasa son requeridas para asegurar la supervivencia.

Los ejemplos son claros y múltiples en todo el reino animal, siendo los casos más conocidos los de aquellas especies que hibernan, como por ejemplo los osos, que dedican primavera y verano a alimentarse profusamente, para luego pasar los largos meses de invierno en sus cuevas, alimentándose de esas reservas de grasa que han acumulado durante la época de abundancia de comida. A la primavera siguiente, emergen de sus refugios "en línea" y con un soberano apetito.

En el caso del ser humano, cuyos hábitos de alimentación son regulares a lo largo de todo el año, la ingesta de alimentos debe ser la suficiente para el gasto de energía que unos pocos días de actividad le demanden, y con respecto a la ingesta de líquido, ésta debe ser más frecuente aún. En una zona muy cálida, sin suministro de agua, el hombre puede vivir un día, o cuando más dos.

Si el individuo no vuelve a alimentarse antes de haber gastado toda la energía que su última comida le proveyó, el organismo hará uso de la de reserva, almacenada en forma de grasa. El individuo adelgazará. Si la carencia de alimento se sostiene en el tiempo, por supuesto que el organismo se verá afectado en sus funciones, que finalmente cesarán.

Pero si tiene a su disposición en forma habitual comida en abundancia, y los requerimientos energéticos de su actividad diaria son bajos, la grasa se irá acumulando paulatinamente en los tejidos, obteniéndose como resultado un cuerpo con sobrepeso o directamente obeso.

FACTORES MÚLTIPLES QUE DAN ORIGEN A LA OBESIDAD

La obesidad tiene como origen, entonces, múltiples factores, desde la libre disponibilidad de alimentos, hasta los malos hábitos alimentarios, el sedentarismo y los aspectos psicológicos, que tienen importancia fundamental, sin olvidar el origen genético –tan poco considerado– siendo estos últimos casos los de más difícil tratamiento.

Es interesante desglosar el pequeño párrafo anterior, ya que de la enumeración de algunas de las causas más frecuentes de obesidad, pareciera surgir una idea de "culpabilidad" del individuo que resulta obeso por tener a disposición la cantidad de alimentos que desee ("es gordo porque come mucho"), por tener malos hábitos en lo que a su alimentación respecta ("come cualquier cosa a cualquier hora"), no realiza suficiente actividad física ("va de una silla a otra") o tiene padecimientos psicológicos ("come por ansioso"), cuando la mayoría de las veces son circunstancias externas a él las que inciden para provocar la aparición del síntoma.

• Ritmo de vida acelerado y demandante

Cualquiera de nosotros puede comprobar, a poco que mire a su alrededor, con qué facilidad puede separar paja de trigo, al ver a grupos de oficinistas a la hora del almuerzo, consumiendo de pie o precariamente sentados un emparedado, una salchicha untada con diferentes salsas, alguna grasosa empanada o en el mejor de los casos una ensalada, y cualquiera sea el "menú" del mediodía, sazonado éste con el humo del escape de los automóviles que recorren las calles. También consideraremos a los que consumen algún alimento rápido sentados ante el mismo escritorio donde trabajan, para ahorrar tiempo. Quién no ve cotidianamente a los obreros de la construcción, preparándose gran cantidad de sándwiches de fiambre, como almuerzo, acompañándolos con gaseosas. O a madres siempre apuradas que tras recibir a sus chicos en la puerta de las escuelas, hacen una parada en los comercios de venta de hamburguesas, para obviar el almuerzo en casa, y poder llevarlos a tiempo para las actividades programadas de la tarde.

• Problemas emocionales

Respecto a problemas emocionales, no podemos desconocer que de la misma forma que se ha ubicado a la obesidad en la lista de las epidemias globales, el tema de los trastornos de ansiedad no debiera estar lejos de ese listado, ya que desde hace tiempo los especialistas alertan sobre la enorme difusión de este tipo de problemática. Y la aceleración del ritmo de vida, las fuertes demandas que sobre cada individuo y cada grupo familiar hace recaer la realidad cada día en forma más acentuada, la inseguridad en todos sus aspectos, todos son elementos ansiógenos de primer orden. Y sí, es cierto, una de las defensas ante las desagradables sensaciones que la alta ansiedad produce es comer.

Y en este punto es necesario señalar algo que tampoco se tiene demasiado en cuenta: y es que los trastornos de ansiedad también son padecidos por los niños, los más habituales e indefensos depositarios de las circunstancias ansiógenas de la vida familiar en la que están incluidos.

Los ejemplos son incontables, pero la intención una sola: reconocer en las circunstancias de nuestra vida cotidiana, y en las presiones sobre cada individuo que estas circunstancias provocan, uno de los factores más importantes para que, al actuar como desencadenantes según cada singularidad, provoque la cada vez mayor generalización del problema del sobrepeso y la obesidad.

PRIMER PASO:
TOMAR CONCIENCIA

Para comenzar a recorrer el mejor camino posible en este sentido, lo primero es tomar conciencia de la índole del problema. En este caso, que la mayor parte de las condiciones de la vida urbana actual conspiran contra la buena salud, y que individualmente, si no tenemos esto en cuenta, es muy difícil evitar las consecuencias. Por supuesto, el problema incidirá más en algunos que en otros individuos, pero esto se debe a una mayor o menor predisposición y otras causales, y no sólo a "caer" en la gula –uno de los siete pecados capitales–, condena de orden cultural que mucho ha hecho y seguirá haciendo todavía contra quienes padezcan obesidad.

Porque por otra parte no se trata sólo de comer "mucho", sino de comer "mal". Y ese comer mal incluye tanto las comidas a base de grasas saturadas, las golosinas, las bebidas azucaradas, el exceso de alcohol, etc., como el ingerir habitualmente una dieta desbalanceada por carencias materiales, y entonces se come lo que haya, para calmar el hambre.

Sería importante ser conscientes de que comer todos los días verduras de todos los colores, frutas variadas, una determinada cantidad de carnes rojas o blancas, huevos, lácteos, etc., no es lamentablemente algo que se encuentre al alcance de todas las personas, como sería de desear.

Y que los que puedan costearlo para ellos y sus hijos, lo disfruten en todo su valor, porque ante gran parte de la humanidad, una alimentación sana es un bien muchas veces inalcanzable.

LA INFLUENCIA SOCIAL DE LA ALIMENTACIÓN

Pero si bien, como queda dicho, hay muchas circunstancias de la vida cotidiana actual en los medios urbanos de nuestra cultura que conspiran contra las mejores posibilidades de llevar adelante una vida saludable, no es cuestión tampoco de evadir las responsabilidades familiares e individuales con las que la problemática de la obesidad nos enfrenta.

Sobre todo si nos ocupa especialmente el cada vez más preocupante tema de la obesidad infantil.

Frente al caso de un niño con sobrepeso en un grupo familiar de no obesos, todas las miradas, la preocupación de padres y médicos, se centra en la criatura, en su alimentación y en su mayor o menor sedentarismo.

Y en realidad, es sobre sus familiares, sobre sus circunstancias de vida, sus métodos de crianza, su forma de relacionarse entre ellos, y también, claro, sobre sus hábitos de alimentación y actividad física habitual, lo que debiera atenderse prioritariamente, para contar con las mejores posibilidades de diagnosis correcta al tratar al niño obeso o con sobrepeso.

(Todos queremos que "el nene lea", aunque nunca vea a sus padres –y tampoco muchas veces a sus maestros– con un libro en la mano y no exista una biblioteca, por más pequeña que sea, en la casa.)

LO QUE COMEMOS Y CÓMO COMEMOS AFECTA A LOS NIÑOS

¿Por qué comemos? Parece una obviedad. Porque el alimento es el combustible de nuestro cuerpo. Porque deseamos estar saludables. Porque necesitamos atender a nuestros trabajos, estudios y todo tipo de obligaciones que la vida impone. También porque nos gusta, porque disfrutamos de una rica comida.

Porque nos permite compartir un importante tiempo del día con la familia. O con amigos. Porque somos una especie eminentemente social. Y compartir la comida es la forma fundamental y más antigua de encontrarse con los demás.

Porque desde épocas prehistóricas nuestros antepasados se reunían alrededor del fuego que daba luz y calor y permitía cocer los alimentos en la hoguera, es que el lugar que habita una familia hoy se llama "hogar".

Y porque desde siempre, cualquier acontecimiento importante de una familia se festeja alrededor de una mesa tendida, con los mejores alimentos que puedan proveerse.

Ahora bien: ¿Qué transmitimos de todo esto a nuestro hijo cuando "picamos" algo a las apuradas porque algún otro asunto nos reclama? ¿O cuando nos "comemos todo" porque estamos nerviosos ante alguna situación que nos intranquiliza? ¿Qué registro tendrá de las habituales discusiones durante las comidas? ¿Qué pasará por su cabecita cuando insistimos en que coma su puré y sus verduras y beba su jugo de frutas "porque eso hace bien" mientras nos contempla deleitándonos con una fritura?

Tal vez lo mismo que se le ocurra cuando le decimos que deje de usar la computadora y salga a hacer un poco de ejercicio mientras sus padres con habitualidad se apoltronan en un sillón a ver un programa de televisión.

Por supuesto, todos tenemos derecho a darnos algunos gustos y no necesariamente hábitos saludables de alimentación deben convertir cada comida en una rígida dieta general, donde cada gramo de sal que se consuma se convierta en culpa. Ni se pretende que al término de una jornada de trabajo estemos en disponibilidad siempre para jugar un rato a la pelota con el nene.

En realidad, creo que queda en claro lo deseable, que es ser modelo para nuestros hijos de una vida donde se coma para vivir y no se viva para comer (saludablemente o no, ambos extremos son nocivos), y donde la actividad física y la práctica deportiva resulten una agradable inclusión en la vida familiar, sin condenas a priori de las actividades sedentarias, sino balanceándolas con propuestas tentadoras de diversiones al aire libre, al sol, en familia o con amigos.

Y de ninguna manera estas actividades son bien reemplazadas porque los adultos recurran a los gimnasios que en tan enorme profusión se han instalado en las grandes ciudades, –verdadero símbolo, junto con los solariums electrónicos, de la artificialidad cada vez mayor de nuestras vidas–, ya que éstos son fábricas de siluetas y musculatura, y en ellos el placer por el deporte y el juego compartido no existen.

Otro tema es la verdadera obsesión de algunos padres por sus propias siluetas, lo que fácilmente proyectan sobre sus hijos, estremeciéndose por algún medio kilo de más que el niño en etapa de crecimiento presente.

Madres o padres obsesionados con la balanza y los regímenes alimenticios "de revista" no son buenos modelos para los chicos, ya que hacen de la alimentación un centro de interés que escapa de la necesidad básica de alimentarse y hacerlo de una manera bien balanceada y saludable, y esa desmesura puede provocar reacciones contraproducentes en los pequeños o en etapas posteriores del desarrollo.

En algunos casos, la presión sobre los chicos puede llegar a ser muy alta y según se ha comprobado:

"Los hijos de padres muy estrictos con la disciplina serían propensos a desarrollar obesidad a partir de los seis años de edad.

Comerían de más como una reacción natural a la presión que reciben de sus mayores".

Un trabajo científico realizado por científicos de la Facultad de Medicina de la Universidad de Boston, en los Estados Unidos, mostró que las madres estrictas tenían casi cinco veces más posibilidades de criar a preescolares rellenitos que las que trataban a sus hijos con flexibilidad y respeto, al mismo tiempo que establecían reglas claras...

El estudio incluyó a 872 chicos que desde su nacimiento, en 1991, participan de un estudio nacional.

Entre los cuatro estilos de paternidad, el autoritarismo estuvo relacionado con un mayor riesgo de sobrepeso infantil, según conclusiones del estudio.

Los resultados evidencian que un ambiente estricto y con falta de sensibilidad emocional aumenta el riesgo de sobrepeso infantil.

La diferencia entre los distintos tipos de padres llama bastante la atención, aseguró la doctora Kay Rhee, autora principal del estudio, que también señaló que los padres que muestran respeto y calidez en un entorno con reglas claras también ayudarían a sus hijos a aprender a tomar buenas decisiones sobre los alimentos y la actividad física.

Otros estudios ya habían demostrado que un estilo flexible en los padres mejora el rendimiento escolar de los chicos y disminuye la depresión.

El 17% de los chicos de los hogares con disciplina estricta eran obesos, comparados con el 9,9% de los chicos en hogares con padres "indulgentes", el 9,8% de los chicos con padres "permisivos" y el 3,9% de los chicos de hogares "flexibles".

Los chicos necesitan que los adultos les pongan límites, pero a medida que maduran, deben aprender qué es la responsabilidad, dijo la doctora Nancy Krebs, codirectora del grupo de trabajo en obesidad de la Academia de Pediatría de los Estados Unidos, que participó en el estudio.

Una vez más estamos hablando de sentido común, es decir dar buenos ejemplos, no sobredimensionar la importancia de tal o cual forma de comer sino poner en acción en forma habitual la ingesta de comida sana, sin horrorizarse por el consumo ocasional de algunos alimentos no demasiado convenientes, pero por sobre todo enseñando a los chicos la diferencia, para de a poco ir permitiéndoles regularse por sí mismos, con un criterio propio que para entonces ya se habrá ido formando, y evitará que el tema de la comida ocupe un lugar tan importante en sus vidas que pueda terminar siendo usado inconscientemente como "arma", elemento de "control" sobre los padres, blanco de rebeldías adolescentes o forma de expresión de malestares y displaceres. En todos los casos, revirtiendo negativamente sobre la salud de los más jóvenes.